Yoga für besseren Schlaf und bessere Gehirnfunktion

Von

Rizwan Chuhan

3

4

Inhaltsverzeichnis

6

Einführung

Schlaf ist ein wesentlicher Aspekt unseres täglichen Lebens. Es hilft unserem Körper, sich zu reparieren, wiederherzustellen und zu verjüngen. Eine gute Schlafqualität hat auch einen erheblichen Einfluss auf unser geistiges und emotionales Wohlbefinden. Andererseits kann schlechter Schlaf zu verschiedenen Gesundheitsproblemen führen, wie z. B. verminderte Immunität, Fettleibigkeit und Depressionen. Die Gehirnfunktion ist auch eng mit dem Schlaf verbunden, und Schlafentzug kann unsere kognitiven Fähigkeiten, unser Gedächtnis und unsere

Entscheidungsfindung beeinträchtigen.

Yoga ist eine jahrtausendealte ganzheitliche Praxis. Es kombiniert Körperhaltungen, Atemtechniken und Meditationspraktiken, um die allgemeine Gesundheit und das Wohlbefinden zu fördern. In den letzten Jahren hat Yoga als ergänzende Therapie zur Verbesserung des Schlafes und der Gehirnfunktion an Popularität gewonnen.

In diesem Buch werden wir untersuchen, wie Yoga dabei helfen kann, Ihre Schlafqualität und Gehirnfunktion zu verbessern. Wir werden die Wissenschaft hinter dem Schlaf und seine Auswirkungen auf die

Gehirnfunktion diskutieren. Wir werden auch in die verschiedenen Yoga-Praktiken eintauchen, die helfen können, einen besseren Schlaf und eine bessere Gehirnfunktion zu fördern, einschließlich spezifischer Asanas, Atemtechniken und Meditationspraktiken.

Egal, ob Sie ein erfahrener Yoga-Praktizierender oder ein Anfänger sind, dieses Buch wird Ihnen praktische Tipps und Werkzeuge geben, die Ihnen helfen, besser zu schlafen und Ihre Gehirnfunktion zu verbessern. Beginnen wir also die Reise zu mehr Gesundheit und Wohlbefinden durch die transformative Praxis des Yoga.

Erklärung der Bedeutung von Schlaf und Gehirnfunktion

Sicher, hier ist eine Erklärung für die Bedeutung von Schlaf und Gehirnfunktion:

Bedeutung von Schlaf und Gehirnfunktion

Schlaf ist wichtig für unser körperliches, geistiges und emotionales Wohlbefinden. Während des Schlafs durchläuft unser Körper eine Reihe von Wiederherstellungsprozessen, die dabei helfen, unser Gewebe und unsere Organe zu reparieren und zu regenerieren. Schlaf spielt auch eine entscheidende Rolle bei der Regulierung unseres Stoffwechsels, Immunsystems und Hormonspiegels.

Darüber hinaus hat der Schlaf einen erheblichen Einfluss auf unsere Gehirnfunktion. Unser Gehirn nutzt den Schlaf, um Informationen zu konsolidieren und zu verarbeiten, sodass wir uns besser an das erinnern und erinnern können, was wir tagsüber gelernt haben. Eine gute Schlafqualität ist auch mit verbesserten kognitiven Fähigkeiten wie Aufmerksamkeit, Problemlösung und Entscheidungsfindung verbunden.

Andererseits können Schlafentzug oder schlechte

Schlafqualität nachteilige Auswirkungen auf unsere Gehirnfunktion haben. Es kann zu Gedächtnisstörungen, verminderter Konzentration und verminderter Kreativität führen. Schlafentzug wurde auch mit verschiedenen psychischen Erkrankungen wie Angstzuständen und Depressionen in Verbindung gebracht.

Zusammenfassend lässt sich sagen, dass Schlaf für die Aufrechterhaltung unserer allgemeinen Gesundheit und unseres Wohlbefindens von entscheidender Bedeutung ist und eine entscheidende Rolle bei der Förderung einer optimalen Gehirnfunktion spielt. Daher ist es wichtig, einen guten Schlaf als

Teil unserer täglichen Routine zu priorisieren.

15

Wie Yoga helfen kann, den Schlaf und die Gehirnfunktion zu verbessern

Sicher, hier ist, wie Yoga helfen kann, den Schlaf und die Gehirnfunktion zu verbessern:

Wie Yoga helfen kann, Schlaf und Gehirnfunktion zu verbessern

Yoga ist eine ganzheitliche Praxis, die sowohl unserer körperlichen als auch unserer geistigen Gesundheit zugute kommen kann. Durch die Verwendung bestimmter Körperhaltungen, Atemtechniken und Meditationspraktiken kann Yoga dazu beitragen, einen besseren Schlaf zu fördern und die Gehirnfunktion zu verbessern.

Yoga-Asanas oder Körperhaltungen können helfen, den Körper zu entspannen und Verspannungen zu lösen. Durch Dehnung und Stärkung der Muskeln können Asanas helfen, körperliche Beschwerden zu lindern, was die Schlafqualität verbessern kann. Bestimmte Asanas, wie Vorwärtsfalten und Inversionen, können auch helfen, den Geist zu beruhigen und Angstzustände zu reduzieren, was für die Förderung der Entspannung und einen besseren Schlaf von Vorteil sein kann.

Atemtechniken oder Pranayama können auch hilfreich sein, um

einen besseren Schlaf zu fördern und die Gehirnfunktion zu verbessern. Tiefe Atemübungen wie Nadi Shodhana (Wechselatmung durch die Nasenlöcher) und Ujjayi (Siegeratem) können helfen, den Geist zu beruhigen und Stress abzubauen, was sich positiv auf die Förderung der Entspannung und des besseren Schlafs auswirken kann. Darüber hinaus kann Pranayama den Sauerstofffluss zum Gehirn erhöhen, was zur Verbesserung der kognitiven Funktion und geistigen Klarheit beitragen kann.

Meditationspraktiken können auch hilfreich sein, um einen besseren Schlaf zu fördern und die Gehirnfunktion zu verbessern. Durch die Konzentration auf den Atem und die Beruhigung des Geistes kann Meditation helfen, das Nervensystem zu beruhigen und Stress abzubauen. Regelmäßige Meditationspraxis kann auch dazu beitragen, die Konzentration und den Fokus zu verbessern, was für die Verbesserung der kognitiven Fähigkeiten von Vorteil sein kann.

Zusammenfassend lässt sich sagen, dass Yoga ein wirksames Mittel zur Verbesserung der Schlafqualität und zur Verbesserung der Gehirnfunktion sein kann. Indem wir bestimmte Asanas, Atemtechniken und Meditationspraktiken in unsere

19

tägliche Routine integrieren, können wir eine bessere körperliche und geistige Gesundheit fördern, was zu einem insgesamt verbesserten Wohlbefinden führt.

Kurzer Überblick über den Inhalt des Buches

Klar, hier ein kurzer Überblick über die Inhalte des Buches „Yoga für besseren Schlaf und Gehirnfunktion":

Kapitel 1: Die Wissenschaft von Schlaf und Gehirnfunktion In diesem Kapitel werden wir die Bedeutung des Schlafs und seinen Einfluss auf die Gehirnfunktion untersuchen. Wir werden die verschiedenen Schlafstadien besprechen und wie sie zur körperlichen und geistigen Wiederherstellung beitragen. Wir werden auch die verschiedenen Faktoren untersuchen, die die Schlafqualität beeinflussen können, und wie sie die Gehirnfunktion beeinflussen können.

Kapitel 2: Yoga-Asanas für besseren Schlaf In diesem Kapitel werden wir spezifische Yoga-Asanas besprechen, die einen besseren Schlaf fördern können. Wir werden Asanas untersuchen, die helfen können, körperliches Unbehagen und Anspannung zu lindern, sowie solche, die helfen können, den Geist zu beruhigen und Angstzustände zu reduzieren. Wir werden auch Schritt-für-Schritt-Anleitungen zum Üben jeder Asana geben.

Kapitel 3: Pranayama für besseren Schlaf und bessere Gehirnfunktion In diesem Kapitel werden wir verschiedene

Atemarbeitstechniken oder Pranayama untersuchen, die einen besseren Schlaf fördern und die Gehirnfunktion verbessern können. Wir werden tiefe Atemübungen besprechen, die den Geist beruhigen und Stress reduzieren können, sowie solche, die den Sauerstofffluss zum Gehirn erhöhen und die kognitive Funktion verbessern können.

Kapitel 4: Meditation für besseren Schlaf und bessere Gehirnfunktion In diesem Kapitel werden wir verschiedene Meditationspraktiken diskutieren, die besseren Schlaf fördern und die Gehirnfunktion verbessern können. Wir werden Achtsamkeitsmeditation, Liebende-Güte-Meditation und andere Techniken erforschen, die helfen können, das Nervensystem zu beruhigen und die Konzentration und Fokussierung zu verbessern.

Kapitel 5: Erstellen einer täglichen Yoga-Praxis für besseren Schlaf und bessere Gehirnfunktion In diesem Kapitel besprechen wir, wie Sie Yoga in Ihre tägliche Routine integrieren können, um besseren Schlaf zu fördern und die Gehirnfunktion zu verbessern. Wir geben praktische Tipps für die Entwicklung einer regelmäßigen Yogapraxis, einschließlich der Festlegung von Zielen, der Erstellung eines Zeitplans und der Überwindung von Hindernissen.

Kapitel 6: Weitere Tipps für besseren Schlaf und bessere Gehirnfunktion In diesem Kapitel stellen wir Ihnen zusätzliche Tipps und Strategien zur Förderung eines besseren Schlafs und zur Verbesserung der Gehirnfunktion vor. Wir werden die Rolle von Ernährung, Bewegung und Schlafhygiene bei der Förderung einer optimalen körperlichen und geistigen Gesundheit untersuchen.

Fazit: Ein Weg zu besserem Schlaf und besserer Gehirnfunktion Zum Schluss fassen wir die wichtigsten Punkte des Buches zusammen und stellen einen Fahrplan für die Integration von Yoga in Ihr Leben zur Verfügung, um besseren Schlaf zu fördern und die Gehirnfunktion zu verbessern . Wir werden die Leser ermutigen, kleine, nachhaltige Änderungen an ihrer täglichen Routine vorzunehmen, um ihre Ziele zu erreichen und ihr allgemeines Wohlbefinden zu verbessern.

Kapitel 1: Schlaf und Gehirnfunktion verstehen

Sicher, hier sind einige Informationen zum Verständnis von Schlaf und Gehirnfunktion:

II. Schlaf und Gehirnfunktion verstehen

Schlaf ist ein komplexer Prozess, der für unser körperliches und geistiges Wohlbefinden unerlässlich ist. Es gibt zwei Haupttypen von Schlaf: REM-Schlaf (Rapid Eye Movement) und Nicht-REM-Schlaf.

Während des Non-REM-Schlafs durchläuft unser Körper eine

Reihe von Erholungsprozessen. Unsere Herzfrequenz und Atmung verlangsamen sich, unsere Muskeln entspannen sich und unser Blutdruck sinkt. Dies ist die Zeit, in der unser Körper unsere Gewebe und Organe repariert und regeneriert.

Während des REM-Schlafs wird unser Gehirn aktiver und wir erleben lebhafte Träume. Der REM-Schlaf ist entscheidend für die kognitive Funktion und die emotionale Regulation. Es ist auch die Schlafphase, in der wir Erinnerungen festigen und neue Informationen lernen.

Schlaf spielt eine wichtige Rolle für die Gehirnfunktion. Während des Schlafs verarbeitet und konsolidiert unser Gehirn

Informationen, sodass wir uns erinnern und abrufen können, was wir tagsüber gelernt haben. Eine gute Schlafqualität ist auch mit verbesserten kognitiven Fähigkeiten wie Aufmerksamkeit, Problemlösung und Entscheidungsfindung verbunden.

Andererseits können Schlafentzug oder schlechte Schlafqualität nachteilige Auswirkungen auf unsere Gehirnfunktion haben. Es kann zu Gedächtnisstörungen, verminderter Konzentration und verminderter Kreativität führen. Schlafentzug wurde auch mit verschiedenen psychischen Erkrankungen wie Angstzuständen und

Depressionen in Verbindung gebracht.

Zusammenfassend lässt sich sagen, dass das Verständnis der verschiedenen Schlafstadien und ihrer Auswirkungen auf die Gehirnfunktion entscheidend für die Förderung einer optimalen körperlichen und geistigen Gesundheit ist. Indem wir einer guten Schlafqualität Priorität einräumen, können wir unsere kognitiven Fähigkeiten verbessern, unser allgemeines Wohlbefinden verbessern und das Risiko verschiedener Gesundheitszustände verringern.

Die Wissenschaft hinter dem Schlaf und seine Auswirkungen auf die Gehirnfunktion

Sicher, hier sind einige Informationen über die Wissenschaft hinter dem Schlaf und seine Auswirkungen auf die Gehirnfunktion:

Schlaf ist wichtig, um die körperliche und geistige Gesundheit zu erhalten. Während des Schlafs durchläuft unser Gehirn eine Reihe von Wiederherstellungsprozessen, die für eine optimale Gehirnfunktion entscheidend sind. Zu diesen Prozessen gehören:

1.	Gedächtniskonsolidierung: Während wir schlafen, konsolidiert und speichert unser Gehirn Erinnerungen an den Tag. Dieser Prozess ist entscheidend für das Lernen und Behalten neuer Informationen.

2.	Synaptische Plastizität: Während des Schlafs werden die Verbindungen zwischen Neuronen in unserem Gehirn verstärkt oder geschwächt. Dieser Prozess, der als synaptische Plastizität bezeichnet wird, ist für Lernen und Gedächtnis unerlässlich.

3.	Neurotransmitter-Produktion: Schlaf ist auch für die Produktion von Neurotransmittern notwendig, Chemikalien, die Signale zwischen Neuronen im Gehirn übertragen. Neurotransmitter wie Dopamin, Serotonin und Noradrenalin sind an der Regulierung von Stimmung, Kognition und Verhalten beteiligt.

4. Glymphatisches System: Das glymphatische System ist ein Abfallbeseitigungssystem im Gehirn, das Giftstoffe und Stoffwechselabfallprodukte entfernt. Während des Schlafs wird das glymphatische System aktiviert, was eine effiziente Entfernung von Abfallstoffen ermöglicht.

5. Hormonelle Regulierung: Schlaf ist auch wichtig für die Regulierung der Produktion von Hormonen wie Cortisol und

Wachstumshormon, die an der Regulierung des Stoffwechsels, der Immunfunktion und der Stressreaktion beteiligt sind.

Andererseits können Schlafentzug oder schlechte Schlafqualität nachteilige Auswirkungen auf die Gehirnfunktion haben. Schlafentzug kann zu Beeinträchtigungen der kognitiven Fähigkeiten wie Aufmerksamkeit, Gedächtnis und Entscheidungsfindung führen. Chronischer Schlafentzug wurde auch mit verschiedenen Gesundheitszuständen wie Fettleibigkeit, Diabetes und Herz-Kreislauf-Erkrankungen in Verbindung gebracht.

Zusammenfassend lässt sich sagen, dass Schlaf für die Aufrechterhaltung einer optimalen Gehirnfunktion unerlässlich ist. Indem wir die Wissenschaft hinter dem Schlaf und seine Auswirkungen auf das Gehirn verstehen, können wir eine gute Schlafqualität priorisieren und unser allgemeines Wohlbefinden verbessern.

35

Häufige Schlafstörungen und ihre Auswirkungen auf die Gehirnfunktion

Sicher, hier sind einige Informationen zu häufigen Schlafstörungen und ihren Auswirkungen auf die Gehirnfunktion:

Es gibt mehrere Schlafstörungen, die einen erheblichen Einfluss auf die Gehirnfunktion haben können. Hier sind einige der häufigsten Schlafstörungen und ihre Auswirkungen:

1.	Schlaflosigkeit: Schlaflosigkeit ist eine Schlafstörung, die durch Schwierigkeiten beim Einschlafen oder Durchschlafen gekennzeichnet ist. Chronische Schlaflosigkeit kann zu Tagesmüdigkeit, Reizbarkeit und Beeinträchtigungen der kognitiven Fähigkeiten wie Aufmerksamkeit und Gedächtnis führen.

2.	Schlafapnoe: Schlafapnoe ist eine Schlafstörung, bei der die Atmung einer Person während des Schlafs unterbrochen wird. Dies kann zu Schnarchen, Keuchen und Müdigkeit beim Aufwachen führen. Schlafapnoe wurde mit kognitiven Beeinträchtigungen wie schlechtem Gedächtnis, Aufmerksamkeit und exekutiven Funktionen in Verbindung gebracht.

3.	Restless-Legs-Syndrom:
Das Restless-Legs-Syndrom (RLS) ist ein Zustand, bei dem eine Person unangenehme Empfindungen in den Beinen verspürt, die durch Bewegung gelindert werden. RLS kann das Einschlafen und Durchschlafen erschweren, was zu Tagesmüdigkeit und kognitiven Beeinträchtigungen wie verminderter Aufmerksamkeit und Gedächtnisleistung führt.

4.	Narkolepsie: Narkolepsie ist eine Schlafstörung, die durch übermäßige Tagesmüdigkeit und plötzliche Schlafanfälle gekennzeichnet ist. Narkolepsie kann Störungen der kognitiven Fähigkeiten wie Aufmerksamkeit, Gedächtnis und

Entscheidungsfindung verursachen.

5.	Störungen des zirkadianen Rhythmus: Störungen des zirkadianen Rhythmus sind Schlafstörungen, die auftreten, wenn die innere Uhr einer Person nicht mit ihrer äußeren Umgebung synchron ist. Dies kann zu nächtlichen Einschlaf- oder Durchschlafstörungen und Tagesmüdigkeit führen. Chronische zirkadiane Rhythmusstörungen können sich negativ auf kognitive Fähigkeiten wie Aufmerksamkeit, Gedächtnis und Entscheidungsfindung auswirken.

Zusammenfassend können Schlafstörungen einen erheblichen Einfluss auf die

Gehirnfunktion haben und zu Beeinträchtigungen der kognitiven Fähigkeiten wie Aufmerksamkeit, Gedächtnis und Entscheidungsfindung führen. Durch die Erkennung und Behandlung von Schlafstörungen können wir unser allgemeines Wohlbefinden und unsere kognitive Leistungsfähigkeit verbessern.

Die Rolle von Stress im Schlaf und in der Gehirnfunktion

Sicher, hier sind einige Informationen über die Rolle von Stress im Schlaf und in der Gehirnfunktion:

Stress kann einen erheblichen Einfluss auf den Schlaf und die Gehirnfunktion haben. Stress kann das Einschlafen und Durchschlafen erschweren, was zu schlechter Schlafqualität und Tagesmüdigkeit führt. Chronischer Stress kann auch langfristige Auswirkungen auf die Gehirnfunktion haben, einschließlich Beeinträchtigungen der kognitiven Fähigkeiten wie Aufmerksamkeit, Gedächtnis und Entscheidungsfindung.

Stress kann sich unter anderem auf den Schlaf auswirken, indem er die Produktion des Hormons Cortisol erhöht. Cortisol ist an der Regulierung der Stressreaktion des Körpers beteiligt, und erhöhte Cortisolspiegel können das Einschlafen und Durchschlafen erschweren. Chronischer Stress und hohe Cortisolspiegel wurden auch mit Veränderungen der Gehirnstruktur und -funktion in Verbindung gebracht, einschließlich Beeinträchtigungen des Gedächtnisses und des Lernens.

Stress kann auch die Funktion des Hippocampus beeinträchtigen, einer Region des Gehirns, die für die Gedächtniskonsolidierung entscheidend ist. Chronischer Stress kann zu einer Verkleinerung des Hippocampus und Beeinträchtigungen der Gedächtniskonsolidierung führen.

Darüber hinaus kann Stress auch zu Veränderungen in der Produktion von Neurotransmittern wie Serotonin und Dopamin führen, die an der Regulierung von Stimmung und Kognition beteiligt sind. Chronischer Stress kann zu einer Abnahme der Produktion dieser Neurotransmitter führen, was zu Stimmungsstörungen wie

Angstzuständen und Depressionen führen kann.

Zusammenfassend lässt sich sagen, dass Stress einen erheblichen Einfluss auf den Schlaf und die Gehirnfunktion haben kann. Indem wir Stress durch Techniken wie Achtsamkeitsmeditation und Yoga bewältigen, können wir unsere Schlafqualität und die allgemeine kognitive Leistungsfähigkeit verbessern.

Kapitel 2

Yoga für besseren Schlaf

Sicher, hier sind einige Informationen zur Verwendung von Yoga für einen besseren Schlaf:

Yoga kann ein wirksames Mittel zur Verbesserung der Schlafqualität und -dauer sein. Das Praktizieren von Yoga vor dem Schlafengehen kann helfen, Körper und Geist zu entspannen und einen erholsameren Schlaf zu fördern. Hier sind einige spezifische Möglichkeiten, wie

Yoga zur Verbesserung des Schlafs eingesetzt werden kann:

1.	Entspannungstechniken: Yoga beinhaltet verschiedene Entspannungstechniken wie tiefe Atmung, progressive Muskelentspannung und geführte Bilder. Diese Techniken können helfen, Stress abzubauen und die Entspannung zu fördern, wodurch das Ein- und Durchschlafen erleichtert wird.

2.	Dehnung und Flexibilität: Sanfte Yoga-Dehnungen vor dem Schlafengehen können helfen, Verspannungen im Körper zu lösen und die Entspannung zu fördern. Stretching kann auch die Flexibilität verbessern, was das Verletzungsrisiko verringern und das allgemeine körperliche Wohlbefinden verbessern kann.

3.   Achtsamkeitsmeditation: Achtsamkeitsmeditation ist eine Technik, bei der man sich ohne Urteil auf den gegenwärtigen Moment konzentriert. Das Praktizieren von Achtsamkeitsmeditation vor dem Schlafengehen kann helfen, den Geist zu beruhigen und Stress abzubauen, was einen erholsameren Schlaf fördert.

4.   Yoga Nidra: Yoga Nidra ist eine Form der geführten Meditation, die tiefe Entspannung und erholsamen Schlaf fördern soll. Das Praktizieren von Yoga Nidra vor dem Schlafengehen kann helfen,

den Geist zu beruhigen und einen erholsameren Schlaf zu fördern.

5.   **Verbesserte allgemeine körperliche und geistige Gesundheit:** Das regelmäßige Praktizieren von Yoga kann die allgemeine körperliche und geistige Gesundheit verbessern, was einen besseren Schlaf fördern kann. Yoga kann Stress abbauen, die Flexibilität und das Gleichgewicht verbessern und die Stimmung und das Wohlbefinden steigern.

Zusammenfassend lässt sich sagen, dass Yoga ein wirksames Mittel zur Verbesserung der Schlafqualität und -dauer sein kann. Indem wir Entspannungstechniken, Dehnung und Flexibilität,

48

Achtsamkeitsmeditation und Yoga Nidra in eine regelmäßige Yogapraxis integrieren , können wir einen erholsameren und verjüngenderen Schlaf fördern.

Überblick über Yoga-Praktiken, die den Schlaf verbessern können

Sicher, hier ist ein Überblick über einige Yoga-Praktiken, die den Schlaf verbessern können:

1.   Sanftes Hatha Yoga: Dieser Yoga-Stil konzentriert sich auf sanfte Dehnungen und Atemübungen. Es ist eine großartige Möglichkeit, Körper und Geist vor dem Schlafengehen zu entspannen und einen erholsameren Schlaf zu fördern.

2.   Restorative Yoga: Restorative Yoga beinhaltet die Verwendung von Hilfsmitteln wie Decken und Nackenrollen, um den Körper in verschiedenen

Posen zu stützen. Es ist eine tief entspannende Praxis, die einen erholsameren Schlaf fördern kann.

3.	Yin Yoga: Yin Yoga beinhaltet das Halten von Posen über einen längeren Zeitraum, normalerweise zwischen 3-5 Minuten. Diese Übung kann helfen, Verspannungen im Körper zu lösen und die Entspannung zu fördern.

4.	Pranayama: Pranayama ist eine Übung zur Atemkontrolle, die helfen kann, den Geist zu beruhigen und Stress abzubauen. Einfache Techniken wie tiefes Atmen, abwechselnde Nasenlochatmung und Ujjayi-Atmung können vor dem Schlafengehen geübt werden, um einen erholsameren Schlaf zu fördern.

5.	Yoga Nidra: Yoga Nidra ist eine Form der geführten Meditation, die tiefe Entspannung und erholsamen Schlaf fördern soll. Das Praktizieren von Yoga Nidra vor dem Schlafengehen kann helfen, den Geist zu beruhigen und einen erholsameren Schlaf zu fördern.

6.	Meditation: Meditation beinhaltet die Fokussierung des Geistes auf einen einzigen Konzentrationspunkt, wie den Atem oder ein Mantra. Regelmäßige Meditationspraxis kann helfen, Stress abzubauen und die Entspannung zu fördern, was zu einem erholsameren Schlaf führt.

Zusammenfassend lässt sich sagen, dass die Integration von sanftem Hatha Yoga, restaurativem Yoga, Yin Yoga, Pranayama, Yoga Nidra und Meditation in eine regelmäßige Yogapraxis dazu beitragen kann, die Schlafqualität und -dauer zu verbessern. Diese Praktiken können die Entspannung fördern, Spannungen im Körper lösen und den Geist beruhigen, was zu einem erholsameren und verjüngenderen Schlaf führt.

Spezifische Asanas (Posen) und Sequenzen für besseren Schlaf

Sicher, hier sind einige spezifische Asanas und Sequenzen, die helfen können, einen besseren Schlaf zu fördern:

1.   Kinderhaltung (Balasana): Diese Haltung ist eine sanfte Dehnung für die Hüften, Oberschenkel und Knöchel. Es kann helfen, den Geist zu beruhigen und die Entspannung zu fördern.

2.   Beine-an-der-Wand-Pose (Viparita Karani): Diese Pose ist eine erholsame Umkehrhaltung, die helfen kann, Stress abzubauen und die Durchblutung

zu verbessern. Es kann auch die Entspannung fördern und Müdigkeit lindern.

3.   Stehende Vorwärtsbeuge (Uttanasana): Diese Pose ist eine sanfte Dehnung für die Kniesehnen und kann helfen, Verspannungen im unteren Rücken zu lösen. Es kann auch die Entspannung fördern und den Geist beruhigen.

4.   Reclining Bound Angle Pose (Supta Baddha Konasana): Diese Pose ist eine stärkende Pose, die helfen kann, Spannungen in den Hüften und in der Leistengegend zu lösen. Es kann auch die Entspannung fördern und den Geist beruhigen.

5.   Katze-Kuh-Pose (Marjaryasana-Bitilasana): Diese

Pose ist ein sanftes Aufwärmen für die Wirbelsäule und kann helfen, Verspannungen im Rücken und Nacken zu lösen. Es kann auch die Entspannung fördern und den Geist beruhigen.

Hier ist eine Sequenz, die vor dem Schlafengehen geübt werden kann, um einen besseren Schlaf zu fördern:

1.   Kinderstellung (Balasana)

2.   Katze-Kuh-Pose (Marjaryasana-Bitilasana)

3.   Stehende Vorwärtsbeuge (Uttanasana)

4.   Liegender gebundener Winkel (Supta Baddha Konasana)

5.   Beine-an-der-Wand-Pose (Viparita Karani)

Diese Sequenz kann 2-3 Mal wiederholt werden, wobei jede Pose für 5-10 Atemzüge gehalten wird. Es kann helfen, Verspannungen im Körper zu lösen, Entspannung zu fördern und Körper und Geist auf einen erholsamen Schlaf vorzubereiten.

Zusammenfassend lässt sich sagen, dass das Einbeziehen spezifischer Asanas wie Kinderhaltung, Beine an der Wand, Stehende Vorwärtsbeuge, Reklinierender gebundener Winkel und Katze-Kuh-Haltung und das Üben einer Abfolge dieser Haltungen vor dem Schlafengehen zu einem

besseren Schlaf beitragen kann .
Diese Posen können Spannungen
im Körper lösen, Entspannung
fördern und den Geist beruhigen,
was zu einem erholsameren und
verjüngenderen Schlaf führt.

Atemtechniken (Pranayama) zur Förderung der Entspannung und Beruhigung des Geistes

Sicher, hier sind einige Pranayama-Techniken, die helfen können, die Entspannung zu fördern und den Geist zu beruhigen:

1.   Tiefes Atmen (Zwerchfellatmung): Bei dieser Technik atmen Sie langsam und tief ein, füllen die Lungen vollständig und atmen vollständig aus. Es kann helfen, die Herzfrequenz zu

verlangsamen, Stress abzubauen und den Geist zu beruhigen.

2.   Wechselnde Nasenlochatmung (Nadi Shodhana Pranayama): Bei dieser Technik wird durch ein Nasenloch eingeatmet, während das andere geschlossen wird, und dann durch das gegenüberliegende Nasenloch ausgeatmet. Es kann helfen, das Nervensystem auszugleichen, Stress abzubauen und die Entspannung zu fördern.

3.   Ujjayi-Atmung: Bei dieser Technik wird durch die Nase ein- und ausgeatmet, während die Muskeln im hinteren Rachenbereich zusammengezogen werden, um ein hörbares Geräusch zu

erzeugen. Es kann helfen, den Geist zu beruhigen und Stress abzubauen.

4.   Bhramari Pranayama (Bienenatem): Bei dieser Technik wird tief ein- und dann ausgeatmet, während ein summendes Geräusch wie eine Biene entsteht. Es kann helfen, den Geist zu beruhigen, Ängste abzubauen und die Entspannung zu fördern.

5.   Sheetali Pranayama (kühlender Atem): Bei dieser Technik wird die Zunge gebogen und durch den Mund ein- und durch die Nase ausgeatmet. Es kann helfen, den Körper zu kühlen, Stress abzubauen und den Geist zu beruhigen.

Zusammenfassend lässt sich sagen, dass die Einbeziehung von Pranayama-Techniken wie tiefes Atmen, Wechselatmung, Ujjayi-Atmung, Bhramari Pranayama und Sheetali Pranayama in eine regelmäßige Yoga-Praxis dazu beitragen kann, die Entspannung zu fördern, den Geist zu beruhigen und Stress abzubauen. Diese Techniken können vor dem Schlafengehen geübt werden, um Körper und Geist auf einen erholsamen Schlaf vorzubereiten.

Meditationspraktiken, um den Geist zu beruhigen und den Schlaf zu fördern

Sicherlich! Hier sind einige Meditationspraktiken, die helfen können, den Geist zu beruhigen und den Schlaf zu fördern:

1.   Body-Scan-Meditation: Dabei konzentriert man sich auf jeden Teil des Körpers, von den Zehen bis zum Kopf, und bemerkt Spannungen oder Unbehagen. Die Praxis beinhaltet das Atmen in diese Bereiche und das Lösen der Anspannung, was dem Körper helfen kann, sich zu entspannen und sich auf den Schlaf vorzubereiten.

2.   Achtsamkeitsmeditation: Diese Praxis beinhaltet die Konzentration auf den gegenwärtigen Moment und das Beobachten von Gedanken und Emotionen ohne Urteil. Es kann helfen, Stress und Angst abzubauen, was zu einem besseren Schlaf beitragen kann.

3.   Liebende-Güte-Meditation: Diese Praxis beinhaltet das Erzeugen von Gefühlen der Liebe, Freundlichkeit und des Mitgefühls für sich selbst und andere. Es kann Gefühle der Entspannung und des Wohlbefindens fördern, was das Einschlafen erleichtern kann.

4.   Yoga Nidra: Dies ist eine geführte Meditationspraxis, die tiefe Entspannung und

Visualisierung beinhaltet. Es kann helfen, Stress, Angst und Anspannung abzubauen und Gefühle der Ruhe und Gelassenheit zu fördern.

5.   Singen oder Mantra-Meditation: Dies beinhaltet das Wiederholen eines Tons, eines Wortes oder einer Phrase, entweder lautlos oder laut. Es kann helfen, den Geist zu beruhigen und die Entspannung zu fördern.

Die Integration von Meditationspraktiken in die tägliche Routine kann helfen, den Geist zu beruhigen und einen besseren Schlaf zu fördern. Diese Übungen können vor dem Schlafengehen oder zu jeder anderen Tageszeit durchgeführt

werden, um Stress abzubauen
und die Entspannung zu fördern.

Kapitel 3 :

Yoga für eine bessere Gehirnfunktion

Yoga kann auch einen erheblichen Einfluss auf die Gehirnfunktion haben. Durch die Reduzierung von Stress und die Förderung der Entspannung kann Yoga helfen, die kognitive Funktion, das Gedächtnis und die Konzentration zu verbessern. Hier sind einige Möglichkeiten, wie Yoga helfen kann, die Gehirnfunktion zu verbessern:

1.   Stress abbauen: Chronischer Stress kann negative Auswirkungen

auf das Gehirn haben, einschließlich Gedächtnisstörungen und verminderter kognitiver Funktion. Yoga kann helfen, Stress abzubauen und die Entspannung zu fördern, was die Gehirnfunktion verbessern und das Gedächtnis verbessern kann.

2.	Verbesserung der Durchblutung: Bestimmte Yoga-Stellungen können helfen, die Durchblutung des Gehirns zu verbessern, was die Sauerstoff- und Nährstoffzufuhr erhöhen kann, was zu einer verbesserten kognitiven Funktion führt.

3.	Ausgleich des Nervensystems: Yoga kann helfen, das sympathische und parasympathische Nervensystem auszugleichen, was helfen kann, Stress abzubauen und die Entspannung zu fördern, was zu einer verbesserten kognitiven Funktion führt.

4.	Achtsamkeit fördern: Achtsamkeit ist die Praxis, präsent zu sein und sich des gegenwärtigen Moments bewusst zu sein. Yoga kann helfen, Achtsamkeit zu fördern, was die kognitive Funktion verbessern und das Gedächtnis verbessern kann.

5.	Verbesserung der Plastizität des Gehirns: Plastizität des Gehirns bezieht sich auf die Fähigkeit des Gehirns, sich zu verändern und anzupassen. Es hat sich gezeigt, dass Yoga die Plastizität des Gehirns verbessert, was zu einer Verbesserung der kognitiven Funktion und des Gedächtnisses führt.

Um die Gehirnfunktion durch Yoga zu verbessern, sollten Sie erwägen, bestimmte Praktiken in Ihre Routine zu integrieren, wie Meditation, Pranayama und Yoga-Stellungen, die sich auf Gleichgewicht und Achtsamkeit konzentrieren. Durch konsequentes Üben können Sie Ihre Gehirnfunktion verbessern und Ihre gesamten kognitiven Fähigkeiten verbessern.

Überblick über Yoga-Praktiken, die die Gehirnfunktion verbessern können

Es gibt viele Yoga-Praktiken, die helfen können, die Gehirnfunktion zu verbessern. Hier sind einige Beispiele:

1.	Meditation: Meditation ist ein mächtiges Werkzeug zur Verbesserung der Gehirnfunktion. Es kann helfen, Stress abzubauen, Entspannung zu fördern und die Achtsamkeit zu steigern, was zu einer Verbesserung der kognitiven Funktion und des Gedächtnisses führt.

2.	Pranayama: Pranayama oder yogische Atmung kann helfen, das Nervensystem zu regulieren und die Entspannung zu fördern, was zu einer verbesserten kognitiven Funktion und Konzentration führt.

3.	Inversionen: Inversionen wie Kopfstand oder Schulterstand können die Durchblutung des Gehirns verbessern und die Sauerstoff- und Nährstoffzufuhr erhöhen, was die kognitive Funktion und das Gedächtnis verbessern kann.

4.	Ausgleichshaltungen: Ausgleichshaltungen wie Baumhaltung oder Krieger III können helfen, den Fokus und die Konzentration zu verbessern, was zu einer verbesserten kognitiven Funktion führt.

5.   Yoga Nidra: Yoga Nidra, auch bekannt als yogischer Schlaf, ist eine geführte Meditationspraxis, die tiefe Entspannung fördert und die kognitive Funktion und das Gedächtnis verbessern kann.

Es ist wichtig zu beachten, dass das Gehirn und der Körper jedes Individuums unterschiedlich sind, und es ist wichtig, verschiedene Praktiken zu erforschen und herauszufinden, was für Sie am besten funktioniert. Indem Sie diese Praktiken in Ihren Alltag integrieren, können Sie Ihre Gehirnfunktion verbessern, Ihre kognitiven Fähigkeiten verbessern und ein erfüllteres Leben führen.

Spezifische Asanas und Sequenzen für eine bessere Gehirnfunktion

Hier sind einige spezifische Asanas (Posen) und Sequenzen, die helfen können, die Gehirnfunktion zu verbessern:

1.	Sonnengrüße: Sonnengrüße sind eine Abfolge von Posen, die helfen können, die Durchblutung zu verbessern, die Sauerstoff- und Nährstoffzufuhr zum Gehirn zu erhöhen und die Entspannung zu fördern.
2.	Kinderhaltung: Die Kinderhaltung ist eine sanfte Ruhehaltung, die helfen kann, Stress und Anspannung im Körper

abzubauen und die Entspannung zu fördern.

3.   Krieger II: Krieger II ist eine stehende Pose, die helfen kann, den Fokus und die Konzentration zu verbessern, was zu einer verbesserten kognitiven Funktion führt.

4.   Adler-Pose: Die Adler-Pose ist eine ausgleichende Pose, die helfen kann, den Fokus und die Konzentration zu verbessern, was zu einer verbesserten kognitiven Funktion führt.

5.   Herabschauender Hund: Der herabschauende Hund ist eine Umkehrhaltung, die den Blutfluss zum Gehirn verbessern kann, was zu einer verbesserten kognitiven Funktion und Gedächtnisleistung führt.

Auch hier ist es wichtig, sich daran zu erinnern, dass jeder Körper und jedes Gehirn anders sind, und es ist wichtig, herauszufinden, was für Sie am besten funktioniert. Indem Sie diese Asanas und Sequenzen in Ihre tägliche Routine integrieren, können Sie Ihre Gehirnfunktion verbessern, Ihre kognitiven Fähigkeiten verbessern und ein erfüllteres Leben führen.

Atemtechniken zur Erhöhung des Sauerstoffflusses zum Gehirn und zur Verbesserung der kognitiven Funktion

Atemtechniken, auch bekannt als Pranayama, können helfen, den Sauerstofffluss zum Gehirn zu erhöhen und die kognitive Funktion zu verbessern. Hier sind einige Beispiele für Pranayama-Techniken, die hilfreich sein können:

1.	Kapalabhati: Kapalabhati, auch bekannt als "Schädel-leuchtender" Atem, ist eine Technik, die schnelles, kraftvolles Ausatmen gefolgt von passivem Einatmen beinhaltet. Dies kann helfen, den Sauerstofffluss zum Gehirn zu erhöhen und die geistige Klarheit zu verbessern.

2.	Nadi Shodhana: Nadi Shodhana, auch als „Wechselatmung" bekannt, beinhaltet das Einatmen durch ein Nasenloch und das Ausatmen durch das andere. Diese Technik kann helfen, die linke und rechte Gehirnhälfte auszugleichen, was zu einer verbesserten kognitiven Funktion führt.

3.	Ujjayi: Bei der Ujjayi-Atmung wird durch die Nase geatmet, während die Kehle zusammengezogen wird, wodurch ein sanftes „ozeanähnliches" Geräusch entsteht. Dies kann helfen, die Atmung zu regulieren und den

Sauerstofffluss zum Gehirn zu verbessern.

4.   Bhramari: Bhramari, auch bekannt als "Bienen"-Atem, beinhaltet das Einatmen durch die Nase und das Ausatmen, während ein summendes Geräusch entsteht. Dies kann helfen, den Geist zu beruhigen und Stress abzubauen, was zu einer verbesserten kognitiven Funktion führt.

Die Einbeziehung dieser Pranayama-Techniken in Ihre tägliche Yoga-Praxis kann helfen, den Sauerstofffluss zum Gehirn zu verbessern und die kognitive Funktion zu verbessern. Es ist wichtig, daran zu denken, immer auf Ihren Körper zu hören und bequem zu atmen, ohne sich anzustrengen.

Meditationspraktiken zur Verbesserung von Fokus, Konzentration und geistiger Klarheit

Meditation ist ein kraftvolles Werkzeug zur Verbesserung von Fokus, Konzentration und geistiger Klarheit. Hier sind einige Meditationspraktiken, die hilfreich sein können:

1.   Achtsamkeitsmeditation: Achtsamkeitsmeditation bedeutet, Ihre Aufmerksamkeit auf den gegenwärtigen Moment zu lenken, ohne zu urteilen. Dies kann helfen, den Fokus und die Konzentration zu

verbessern, indem es Ihren Geist trainiert, präsent und konzentriert zu bleiben.

2.	Liebende-Güte-Meditation: Liebende-Güte-Meditation beinhaltet das Kultivieren von Gefühlen der Liebe, Freundlichkeit und Mitgefühl für sich selbst und andere. Dies kann helfen, die geistige Klarheit zu verbessern, indem negative Gedanken und Emotionen reduziert werden, die den Geist trüben können.

3.	Visualisierungsmeditation: Bei der Visualisierungsmeditation entsteht ein mentales Bild eines bestimmten Ziels oder Ergebnisses. Dies kann helfen, den Fokus und die Konzentration zu verbessern, indem es ein klares mentales Bild dessen vermittelt, was Sie erreichen möchten.

4.   Mantra-Meditation: Mantra-Meditation beinhaltet das stille Wiederholen eines Wortes oder Satzes für sich selbst. Dies kann helfen, die geistige Klarheit zu verbessern, indem es einen Fokuspunkt für den Geist bereitstellt.

Die Integration dieser Meditationspraktiken in Ihre tägliche Yogapraxis kann helfen, den Fokus, die Konzentration und die geistige Klarheit zu verbessern. Es ist wichtig, daran zu denken, mit ein paar Minuten Meditation zu beginnen und die Dauer allmählich zu verlängern, wenn Sie sich wohler fühlen.

Kapitel 4 :

Alles zusammenfügen

In diesem Abschnitt besprechen wir, wie Sie alle Yoga-Praktiken zusammenfügen können, um einen ganzheitlichen Ansatz für einen besseren Schlaf und eine bessere Gehirnfunktion zu schaffen.

Beginnen Sie zunächst mit einer sanften Yogapraxis, die beruhigende Asanas und Atemtechniken wie Zwerchfellatmung, Wechselatmung und Ujjayi-Atmung umfasst. Diese Praktiken können helfen, den Geist zu beruhigen und Stress abzubauen, was einen besseren Schlaf fördern kann.

Integrieren Sie als nächstes spezifische Yoga-Asanas, die die Entspannung fördern und Spannungen im Körper lösen, wie z. B. Vorwärtsfalten, Drehungen und sanfte Umkehrungen. Diese Posen können helfen, körperliche Spannungen abzubauen, was zu einem besseren Schlaf beitragen kann.

Gehen Sie nach der körperlichen Praxis zu einer Meditationspraxis über, die einen Körperscan, Achtsamkeitsmeditation oder andere Meditationstechniken umfasst, die die Entspannung fördern und den Geist beruhigen.

Beenden Sie die Übung schließlich mit ein paar Minuten tiefer Entspannung oder Yoga Nidra, um dem Körper zu helfen, Spannungen vollständig abzubauen und eine tiefere Entspannung zu fördern.

Neben den körperlichen und meditativen Übungen ist es auch wichtig, eine förderliche Schlafumgebung zu schaffen. Dazu gehört, das Schlafzimmer kühl, dunkel und ruhig zu halten und elektronische Geräte vor dem Schlafengehen zu vermeiden. Die Entwicklung einer konsequenten Schlafroutine und das Einbeziehen von

Entspannungspraktiken in den Abend können ebenfalls hilfreich sein, um einen besseren Schlaf zu fördern.

Indem Sie diese Yoga-Praktiken in Ihre tägliche Routine integrieren und eine förderliche Schlafumgebung schaffen, können Sie sowohl den Schlaf als auch die Gehirnfunktion verbessern, was zu einer besseren allgemeinen Gesundheit und einem besseren Wohlbefinden führt.

Tipps zur Entwicklung einer konsistenten Yoga-Praxis für besseren Schlaf und bessere Gehirnfunktion

Die Entwicklung einer konsistenten Yoga-Praxis für einen besseren Schlaf und eine bessere Gehirnfunktion kann einige Mühe und Hingabe erfordern, aber die Vorteile können sich lohnen. Hier sind einige Tipps, die Ihnen helfen, eine regelmäßige Praxis aufzubauen und aufrechtzuerhalten:

1.   Legen Sie einen Zeitplan fest: Entscheiden Sie sich für eine

Zeit, die für Sie am besten geeignet ist, um Yoga zu praktizieren, und verpflichten Sie sich dazu. Dies kann Ihnen helfen, eine Routine zu etablieren und es zur Gewohnheit zu machen.

2.	Fangen Sie klein an: Beginnen Sie jeden Tag mit ein paar Minuten Yogapraxis und verlängern Sie die Zeit allmählich, wenn sich Ihr Körper anpasst. Es ist besser, klein anzufangen und schrittweise aufzubauen, anstatt zu früh zu viel zu tun und auszubrennen.

3.	Wählen Sie eine Praxis, die Ihnen Spaß macht: Finden Sie einen Yogastil oder eine Yogapraxis, die Ihnen Spaß macht und die sich in Ihrem

Körper gut anfühlt. Dies kann Ihnen helfen, motiviert zu bleiben und es einfacher machen, sich an eine regelmäßige Übung zu halten.

4.	Finden Sie eine Gemeinschaft: Nehmen Sie an einem Yoga-Kurs teil oder finden Sie eine Gruppe von Freunden, die ebenfalls Yoga praktizieren. Unterstützung und Ermutigung können Ihnen helfen, sich Ihrer Praxis zu widmen.

5.	Halten Sie es einfach: Sie brauchen nicht viel ausgefallene Ausrüstung oder eine komplizierte Routine, um Yoga zu praktizieren. Eine einfache Yogamatte und ein paar grundlegende Posen können alles sein, was Sie brauchen, um mit einer regelmäßigen Praxis zu beginnen.

6.	Seien Sie geduldig: Die Entwicklung einer regelmäßigen Yogapraxis erfordert Zeit und Geduld. Lassen Sie sich nicht entmutigen, wenn Sie einen Tag verpassen oder wenn der Fortschritt langsam erscheint. Denken Sie daran, dass jeder Schritt zur Verbesserung Ihres Schlafes und Ihrer Gehirnfunktion beiträgt.

Indem Sie diese Tipps befolgen, können Sie eine konsistente Yoga-Praxis aufbauen und aufrechterhalten, die einen besseren Schlaf und eine bessere Gehirnfunktion fördert und zu einer verbesserten allgemeinen

Gesundheit und einem besseren Wohlbefinden führt.

Probieren Sie die tägliche Routine für optimale Ergebnisse aus

Hier ist ein Beispiel für eine tägliche Routine, die Yoga-Praktiken für optimalen Schlaf und optimale Gehirnfunktion beinhaltet:

Morgen:

• Wachen Sie jeden Tag zur gleichen Zeit auf, um einen konsistenten Schlaf-Wach-Rhythmus zu etablieren

• Üben Sie 10-15 Minuten lang sanfte Yoga-Dehnungen und

Pranayama, um den Körper mit Energie zu versorgen und den Geist zu klären

•	Genießen Sie ein gesundes Frühstück, um Körper und Gehirn zu nähren

Mittag:

•	Machen Sie eine Pause von der Arbeit oder anderen Aktivitäten, um ein paar Minuten achtsames Atmen oder eine Yoga-Nidra-Meditation zu üben, um Stress abzubauen und die Entspannung zu fördern

Abend:

•	Entspannen Sie am Abend mit einer sanften Yoga-Praxis, die beruhigende Asanas und Atemtechniken wie

Zwerchfellatmung und Wechselatmung zur Förderung der Entspannung umfasst

- Integrieren Sie spezifische Yoga-Asanas, die die Entspannung fördern und Spannungen im Körper lösen, wie z. B. Vorwärtsfalten, Drehungen und sanfte Umkehrungen

- Beenden Sie die Übung mit ein paar Minuten tiefer Entspannung oder Yoga Nidra, um dem Körper zu helfen, Spannungen vollständig zu lösen und eine tiefere Entspannung zu fördern

- Schaffen Sie eine günstige Schlafumgebung, indem Sie das Schlafzimmer kühl, dunkel und ruhig halten und elektronische

Geräte vor dem Schlafengehen vermeiden

•   Üben Sie ein paar Minuten Meditation, bevor Sie zu Bett gehen, um den Geist zu beruhigen und einen erholsamen Schlaf zu fördern

Indem Sie diese Yoga-Praktiken in Ihre tägliche Routine integrieren, können Sie einen besseren Schlaf und eine bessere Gehirnfunktion fördern, was zu einer verbesserten allgemeinen Gesundheit und einem besseren Wohlbefinden führt. Denken Sie daran, in Ihrer Praxis geduldig und konsequent zu sein , und hören Sie auf die Bedürfnisse Ihres Körpers, um die Routine nach Bedarf anzupassen.

Einbeziehung anderer gesunder Gewohnheiten zur Unterstützung des allgemeinen Wohlbefindens

Während die Integration von Yoga-Praktiken in Ihre tägliche Routine helfen kann, einen besseren Schlaf und eine bessere Gehirnfunktion zu fördern, ist es auch wichtig, andere gesunde Gewohnheiten anzunehmen, die das allgemeine Wohlbefinden unterstützen. Hier sind einige zusätzliche Gewohnheiten, die Sie berücksichtigen sollten:

1.	Regelmäßige Bewegung: Es hat sich gezeigt, dass Bewegung die Schlafqualität verbessert, Stress reduziert und die allgemeine Gesundheit fördert. Erwägen Sie, Ihrer Routine Übungen mit moderater Intensität hinzuzufügen, wie z. B. zügiges Gehen, Radfahren oder Schwimmen.

2.	Gesunde Ernährung: Eine ausgewogene und gesunde Ernährung kann einen guten Schlaf und eine gute Gehirnfunktion unterstützen. Streben Sie eine Ernährung an, die reich an Obst, Gemüse, Vollkornprodukten, magerem Eiweiß und gesunden Fetten ist.

3.	Achtsame Entspannung: Integrieren Sie andere

Entspannungstechniken in Ihre Routine, wie z. B. Atemübungen, progressive Muskelentspannung oder Achtsamkeitsmeditation.

4. Schlafhygiene: Praktizieren Sie gute Schlafhygienegewohnheiten, wie z. B. die Festlegung eines regelmäßigen Schlafplans, die Vermeidung von Koffein und Alkohol vor dem Schlafengehen und die Schaffung einer entspannenden Schlafumgebung.

5. Begrenzung der Bildschirmzeit: Vermeiden Sie die Verwendung elektronischer Geräte vor dem Schlafengehen, da das von Bildschirmen ausgestrahlte blaue Licht den Schlaf stören kann.

6.   Soziale Verbindung: Die Aufrechterhaltung sozialer Verbindungen kann helfen, Stress abzubauen und das allgemeine Wohlbefinden zu verbessern. Erwägen Sie, einem Club oder einer Gruppe beizutreten, die Ihren Interessen entspricht.

Indem Sie diese zusätzlichen gesunden Gewohnheiten annehmen, können Sie Ihre allgemeine Gesundheit und Ihr Wohlbefinden unterstützen, was wiederum Ihren Schlaf und Ihre Gehirnfunktion verbessern kann. Denken Sie daran, klein anzufangen und schrittweise Änderungen an Ihrer Routine vorzunehmen, um den langfristigen Erfolg sicherzustellen.

Abschluss

Zusammenfassend lässt sich sagen, dass das Praktizieren von Yoga ein hilfreiches Werkzeug sein kann, um einen besseren Schlaf und eine bessere Gehirnfunktion zu fördern. Indem Sie Yoga-Asanas, Pranayama und Meditation in Ihre tägliche Routine integrieren, können Sie helfen, den Geist zu beruhigen, Stress abzubauen und die Entspannung zu fördern, was wiederum die Schlafqualität und die kognitive Funktion verbessern kann.

Es ist wichtig, sich daran zu erinnern, dass die Übernahme

einer konsistenten Yogapraxis Zeit und Geduld erfordert, und es ist wichtig, auf Ihren Körper zu hören und Ihre Routine nach Bedarf anzupassen. Darüber hinaus kann die Einbeziehung anderer gesunder Gewohnheiten wie regelmäßiger Bewegung, einer gesunden Ernährung und einer guten Schlafhygiene Ihr allgemeines Wohlbefinden weiter unterstützen.

Durch einen ganzheitlichen Ansatz für Gesundheit und Wohlbefinden können Sie nicht nur Ihren Schlaf und Ihre Gehirnfunktion verbessern, sondern auch Ihre allgemeine Lebensqualität. Warum also nicht versuchen, einige dieser Yoga-Praktiken in Ihren Alltag zu integrieren und zu sehen, wie sie

Ihnen helfen können, einen besseren Schlaf und eine bessere kognitive Funktion zu erreichen?

Zusammenfassung der Vorteile von Yoga für einen besseren Schlaf und eine bessere Gehirnfunktion

Um es noch einmal zusammenzufassen: Yoga kann zahlreiche Vorteile bieten, um sowohl den Schlaf als auch die Gehirnfunktion zu verbessern. Hier sind einige wichtige Erkenntnisse:

1.   Yoga kann helfen, den Geist zu beruhigen und Stress abzubauen, was zu einer besseren Schlafqualität und einer verbesserten kognitiven Funktion führen kann.

2.	Bestimmte Yoga-Asanas und -Sequenzen können helfen, die Entspannung zu fördern und den Körper auf den Schlaf vorzubereiten.

3.	Pranayama-Techniken können eine tiefe Entspannung fördern und den Geist beruhigen, was auch zur Verbesserung der Schlafqualität beitragen kann.

4.	Meditationspraktiken können helfen, den Geist zu beruhigen und die Entspannung zu fördern, was zu einem besseren Schlaf führen kann.

5.	Eine konsequente Yoga-Praxis kann helfen, eine gesunde Schlafroutine zu etablieren, die die allgemeine Schlafqualität und die kognitive Funktion verbessern kann.

6.   **Die Einbeziehung anderer gesunder Gewohnheiten wie regelmäßiger Bewegung, einer gesunden Ernährung und einer guten Schlafhygiene kann die Vorteile von Yoga für einen besseren Schlaf und eine bessere Gehirnfunktion weiter unterstützen.**

Indem Sie diese Praktiken in Ihren Alltag integrieren, können Sie besser schlafen, Stress reduzieren und die kognitive Funktion verbessern, was zu einem glücklicheren und gesünderen Leben führt.

Abschließende Gedanken und Ermutigung, weiterhin Yoga zu praktizieren, um Gesundheit und Wohlbefinden zu verbessern.

Die Integration von Yoga in Ihre tägliche Routine für einen besseren Schlaf und eine bessere Gehirnfunktion ist eine wirksame Möglichkeit, Ihre allgemeine Gesundheit und Ihr Wohlbefinden zu verbessern. Während die Vorteile von Yoga möglicherweise nicht sofort oder leicht sichtbar sind, werden Sie bei konsequenter Praxis positive Veränderungen Ihrer Schlafqualität und kognitiven Funktion bemerken.

Es ist wichtig, sich daran zu erinnern, dass jeder Weg mit Yoga anders ist und es wichtig ist, geduldig und sanft mit sich selbst zu sein. Indem Sie sich die Zeit nehmen, verschiedene Praktiken zu erkunden und herauszufinden, was für Sie am besten funktioniert, können Sie eine nachhaltige und angenehme Yoga-Routine entwickeln, die Ihre Gesundheit und Ihr Wohlbefinden unterstützt.

Egal, ob Sie ein erfahrener Yogi sind oder gerade erst anfangen, wissen Sie, dass jedes bisschen zählt und dass die Vorteile Ihrer

Praxis mit der Zeit nur weiter wachsen werden. Üben Sie also weiter, bleiben Sie neugierig und genießen Sie die Reise zu besserem Schlaf und besserer Gehirnfunktion!

9 798392 558971